AF468860

# MALADIE ET MORT

DU R. P.

# XAVIER DE RAVIGNAN

DE LA COMPAGNIE DE JÉSUS.

PARIS. — IMPRIMERIE DE W. REMQUET ET C^ie,
Rue Garancière, 5, derrière Saint-Sulpice.

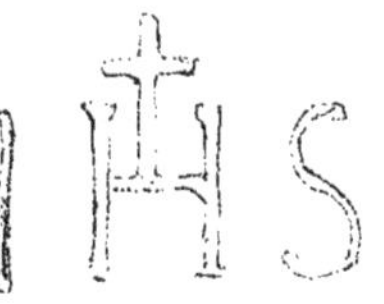

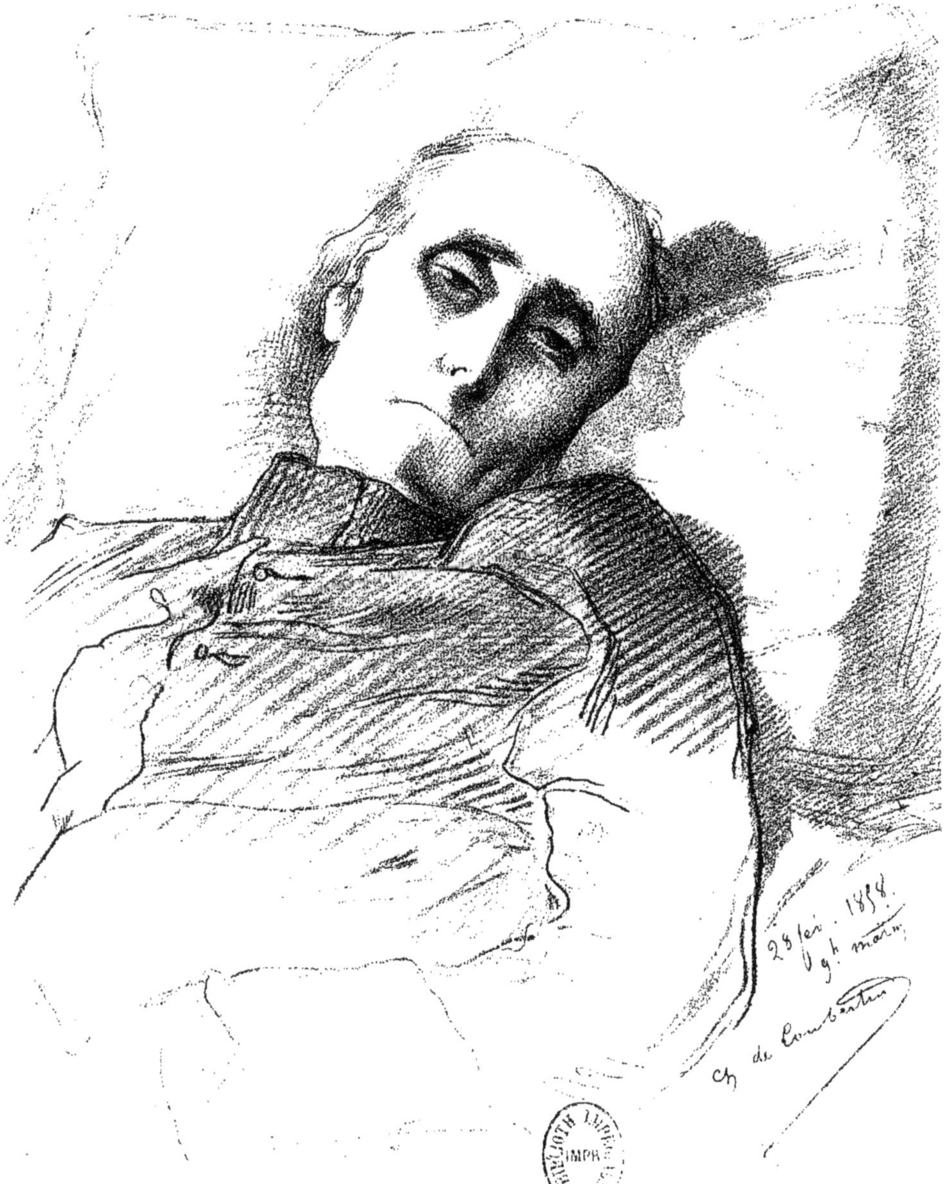

# MALADIE ET MORT

DU R. P.

# XAVIER DE RAVIGNAN

DE LA COMPAGNIE DE JÉSUS.

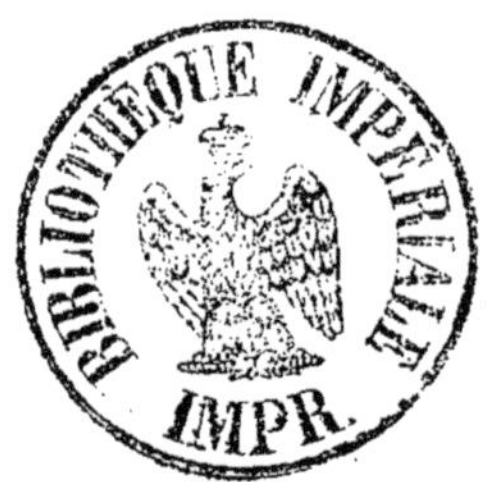


PARIS

CHARLES DOUNIOL, LIBRAIRE

Editeur du Correspondant,

Rue de Tournon, n. 29

1858.

# MALADIE ET MORT

## DU R. P.

# XAVIER DE RAVIGNAN

## DE LA COMPAGNIE DE JÉSUS.

Le 3 décembre 1857, fête de saint François-Xavier, patron du P. de Ravignan, jour anniversaire de son baptême, c'était un jeudi, il avait été à son ordinaire entendre les confessions au Sacré-Cœur, rue de Varennes. Il se sentit très-fatigué et souffrant d'un point de côté ; il se hâta de finir et eut bien de la peine à regagner la maison.

Pendant quelques jours, la maladie n'eut point encore de caractères bien prononcés ; c'était un mélange, une alternative de choses assez disparates ; il y avait de la névralgie, de l'oppression, de la fièvre, une douleur au côté. On crut seulement avoir affaire à une crise d'asthme. Nous étions d'ailleurs tous si habitués à ces indispositions aiguës, mais passagères.

J'étais alors absent ; je revins de Bruxelles à Paris le 6 décembre au matin, et je trouvai notre bon P. de Ravignan dans cet état de malaise, plutôt que de maladie.

Le 7 et le 8, jour de l'Immaculée-Conception, il voulut et put encore dire la sainte Messe à six heures du matin ; il y tenait tant ! et il ne devait plus monter à l'autel ! Il dut même, ces deux jours, rentrer dans sa chambre immédiatement et y faire son action de grâces. A partir de cette époque, on lui porta chaque jour la sainte Communion, qu'il recevait dans son lit à cinq heures du matin. Un peu plus tard, la maladie se prolongeant, Mgr l'Archevêque de Paris daigna permettre de dire la sainte Messe tous les jours dans la chambre du pieux malade, à cinq heures et demie, et le prêtre lui donnait la sainte hostie consacrée à cet effet.

Après quelques jours, l'oppression étant devenue extrême, avec des crises de suffocation au moindre mouvement, le médecin put constater un épanchement au poumon droit. La respiration ne s'opérait plus que par le poumon gauche, qui était d'ailleurs en mauvais état depuis la maladie de 1852, adhérent aux parois et en partie comprimé et flétri. L'excellent docteur Cruveilhier, ami dévoué jusqu'à la fin, fit appel aux grands moyens pour arrêter le mal aigu et croissant. Il y eut toute une série de remèdes énergiques et violents : l'oppression sembla diminuer un peu, mais il n'y eut pas de réaction dans la nature; l'insomnie, la transpiration, la fièvre, persistaient. Toutefois, jusque-là, l'espérance l'emportait encore sur la crainte ; le malade lui-même ne paraissait pas avoir une idée arrêtée sur l'issue de sa maladie. Toujours il exprimait un ardent désir de mourir, mais quelquefois il parlait de sa convalescence, qu'il irait passer au collége de Vaugirard ; d'autres fois, de la vie inutile qu'il avait en perspective comme de la plus grande peine que le ciel pût lui infliger.

Dans cet intervalle de deux grands mois de maladie, l'attrait que le P. de Ravignan avait, même en santé, pour le silence et la solitude était devenu comme un invincible besoin. Aussi, j'étais presque seul à le voir tout le jour avec le bon Frère infirmier. Nos conversations étaient fort intimes; mais comme elles n'avaient pas un caractère particulier, je n'en ai point tenu note, et par le fait même du nombre, elles se confondent dans mon souvenir.

Vers la fin du mois de janvier, je lui parlai de faire ma retraite : « Ah ! oui, faites, faites, me dit-il ; retirez-vous bien. C'est un repos pour moi de savoir que vous vous reposez. » Comme j'étais seul à le visiter, je lui proposai, par une petite infraction à l'usage, motivée par les circonstances, de venir le voir tous les jours pendant ma retraite. Assurément, ce n'était pas une distraction. « Oh ! non, je ne veux pas, je n'ai besoin de personne. Je ne suis jamais seul quand je suis avec Dieu, et je ne suis jamais plus avec Dieu que quand je ne suis pas avec les hommes. »

Chose admirable ! le P. de Ravignan avait l'esprit si calme et le caractère si fort, que jamais la pensée ne le fatiguait ; ainsi, je lui demandais souvent s'il s'ennuyait durant ces longues nuits d'insomnie : « Jamais je ne m'ennuie, me disait-il, le temps ne me paraît même pas long. Je prie, je pense que Notre-Seigneur est bon, qu'il est bien dans le ciel, et cela me console d'être mauvais et d'être mal sur la terre. »

A l'époque de ces suffocations, il fallut presque lui imposer pour la nuit le voisinage du bon Frère infirmier, qui coucherait désormais dans son antichambre. Il avait une répugnance instinctive pour ce rapprochement ; le moindre ronflement rendait son insomnie plus obstinée et plus pénible. Mais son cœur le corrigea presque aussitôt de cette appréhension : comme il devait souvent déranger le sommeil du pauvre Frère, ce fut une joie pour lui désormais quand il l'entendait ronfler : « Au moins, disait-il, le bon Frère repose et répare ce que je lui ai fait perdre. »

Il était aussi tout ému de la charité délicate et généreuse de plusieurs personnes, amies dévouées, qui, tous les jours, lui envoyaient de différents côtés de Paris, quelques raretés de la saison; il y avait presque profusion, et il prenait si peu de choses! « Quelle bonté! disait-il, c'est admirable; ces âmes sont donc remplies de la charité de Notre-Seigneur? »

Pendant ma retraite, fidèle à la consigne qu'il m'avait donnée lui-même, je ne le vis point; mais chaque jour, de ma chambre voisine de la sienne, je lui adressais une petite lettre : et il m'en remercia ensuite avec effusion.

Le 1er février, au sortir de ma retraite, je trouvai les choses changées, et je commençai à craindre, moi qui avais espéré toujours... La maladie, stationnaire en apparence, n'était que trop progressive en effet. Les symptômes ne paraissaient pas s'aggraver, mais la nature baissait, et on commença à parler de fièvre de consomption, d'un mal interne qui atteignait moins un organe que le principe même de la vie.

On résolut une consultation; les premiers médecins de Paris furent appelés. Cette mesure répugnait fort au P. de Ravignan; mais il s'y prêta, par complaisance pour sa famille, avec une grâce parfaite et une sérénité charmante. Pour lui, une chose résolue était une chose exécutée; il ne pensait plus à la répugnance, ou il faisait comme s'il n'y avait jamais pensé. Il parut aussi tranquille avant qu'après. « Bien, dit-il, vous aurez fait tout ce qu'on pouvait faire. »

C'était le 5 février. C'est à pareil jour qu'il se mit à me parler clairement de sa fin prochaine, et que je me mis moi-même à noter jour par jour les quelques paroles plus saillantes qu'il m'adressait ; j'écrivais pour ainsi dire sous sa dictée.

D'abord il me recommanda de lui dire bien nettement le résulat de la consultation qui allait avoir lieu : « Ne craignez pas de m'apprendre la vérité ; pour moi, je n'ai peur de rien. Sans doute, à cause de mes innombrables péchés, je devrais redouter la justice de Dieu ; mais Notre-Seigneur est si bon ! Puis finir n'est-ce pas le mieux ? » Comme j'allais me retirer, il me rappelle : « A propos, j'ai une chose à vous dire, mon bon Père, je vous lègue ma relique de saint François-Xavier. » Et il m'indiqua l'endroit où elle était déposée.

Quand je lui rendis compte de la consultation : « C'est bien ! me répondit-il : ainsi la maladie est grave et sérieuse cette fois, j'en suis bien aise. »

Le même jour, l'excellent docteur lui disant : « Vous allez plus mal. — Tant mieux, tant mieux, répond-il aussitôt. — J'avais pourtant espéré que vous m'auriez assisté à la mort. — Ah ! cher et bon Docteur, ce sera l'inverse, » ajoute le malade en souriant.

Comme son digne frère, M. le baron de Ravignan venait d'arriver une troisième fois de Bordeaux à Paris, à la nouvelle du danger, le P. de Ravignan me dit : « Il faut que je veille sur moi pour ne pas me laisser attendrir ; je ne veux pas que la nature me touche dans cette dernière maladie. Mais j'espère que mon frère, qui est si bon et si religieux, saura s'élever lui-même, par la foi, au-dessus de la nature. Enfin, Dieu l'a ainsi voulu. Tout est bien. »

Il me dit encore : « Que je suis donc heureux de mourir dans la Compagnie, dans ma chère Compagnie de Jésus ! Ah ! quelle grâce ! quel bonheur ! Mon Dieu, que j'en étais indigne ! » Il prononçait ces paroles dans un vrai transport, en tressaillant de joie. Je lui demandai d'obtenir pour moi la même grâce : « Oui, oui, vous vivrez et vous mourrez dans la Compagnie. »

Depuis ce jour, le désir de la mort fut dans le P. de Ravignan comme une idée fixe ; jamais ce sentiment ne varia un seul instant. Ce n'était pas chez lui un empressement inquiet ou pusillanime : il n'y avait là aucune préoccupation ; sa pensée était sereine devant la vie comme devant la mort, mais encore une fois il était seulement résigné à vivre, tandis qu'il était ambitieux de mourir, et nul n'a mieux compris cette parole célèbre de saint Augustin : *Patienter vivit, delectabiliter moritur.*

Il me dit encore : « Je demanderai au R. P. Provincial la permission de vous laisser tous mes papiers.

Vous en ferez ce que vous voudrez. A mon avis, tout est bon à brûler.

« Demandez pour moi à Dieu l'hmilité et la pénitence. Je crains d'être indifférent et présomptueux.

« Ne suis-je point dans l'illusion? Qu'en pensez-vous ? Puis-je me laisser aller à la paix ?—Mais voyez, mon bon Père, lui dis-je, votre disposition a tous les caractères du bon esprit indiqués dans les Exercices de saint Ignace. Est-ce que saint Ignace ne nous demande pas d'être indifférents à tout, à la mort comme à la vie, afin d'être prêts à tout? Puis votre confiance ne porte pas sur vos propres mérites, mais sur la bonté de Notre-Seigneur.—Vous avez raison. »

Après l'Évangile, les Exercices étaient sa règle suprême.

Il me dit encore une autre fois : «En vérité, je souffre trop peu. Dieu épargne ma faiblesse. Puis, cette paix profonde dont je jouis est une faveur bien gratuite. Ah! je la dois sans doute aux prières que l'on veut bien faire pour moi. Dieu les exauce à sa manière, et me donne quelque chose de meilleur que la santé. »

Le fait est que, depuis deux mois, la maladie de ce Père si chéri et vénéré suscitait, avec les alarmes, des prières sans nombre et sans relâche; le P. de Ravignan se prêtait, par complaisance, à porter les saintes reliques qu'on lui envoyait de toutes parts, même d'Italie, d'Angleterre et d'Allemagne, et il s'unissait de loin aux neuvaines sans fin qu'on faisait pour sa convalescence.

Certes, il avait une foi immense dans la prière. Mais quant à sa guérison, objet de tant de vœux, il opposait une incrédulité complète ; « J'ai la conviction, disait-il, que Dieu ne fera pas un miracle pour me guérir. Je ne le mérite point, et après tout je ne le désire point. »

Je demandai à cet excellent Père s'il avait souvent présente dans sa maladie la pensée de saint Ignace, qui lui était habituelle auparavant : « La pensée de mon bon Père saint Ignace ne me quitte jamais, ni le jour ni la nuit. »

Le P. de Ravignan, fils si tendrement dévoué à la Compagnie, qui me disait quelquefois : « J'aime mille fois mieux que la vie la Compagnie, la douce, la tendre mère qui m'adopta, » avait reçu du ciel, depuis déjà quelque temps, une grâce précieuse pour le consoler et le récompenser des amères épreuves, et des peines intérieures qu'il avait traversées : il jouissait de l'assistance sensible, et comme de la présence réelle de saint Ignace. Il le voyait des yeux de l'âme, conversait avec lui, et durant de longues heures d'oraison, lui répétait sans cesse : « Mon Père, mon Père! »

Le 10 février, comme j'allais le visiter de grand

matin à l'ordinaire ; il me dit : « Ah ! j'ai reçu une grande grâce cette nuit. J'ai demandé définitivement à N. B. P. si cette maladie serait ma fin. Il m'a répondu au fond du cœur, avec une clarté et une précision qui me donnent désormais une certitude inébranlable dans la paix et dans une joie immense. Je n'ai pas demandé davantage, ce serait de la curiosité. Tout le reste, d'ailleurs, m'inquiète fort peu, et c'est à Dieu seul de régler ces détails. Ainsi, je n'ai aucun pressentiment, quant à l'heure ni quant au jour. J'aurais bien le désir que ce fût le 19 mars, fête de saint Joseph, ou le 25 mars, fête de l'Annonciation, je l'ai même demandé. Mais au fond, peu m'importe, à la grâce de Dieu! Tout ce que je sais, c'est que je vais mourir; après cela, le plus tôt sera toujours le mieux. — Dans cette communication, lui dis-je, je vois tous les signes du bon Esprit. — Oui, c'est vrai.

« Allons, ajouta-t-il, il faut mener cette dernière affaire comme toutes les autres, et bien plus encore, avec décision et avec vigueur.

« Quant aux derniers Sacrements, mon impression est qu'on peut encore attendre. Je sais fort bien, qu'entre nous surtout, on n'attend pas que la chose presse. Mais j'ai toutes mes facultés entières et aussi libres que jamais. S'il y avait la moindre fatigue, je serais probablement le premier à m'en apercevoir;

mais si vous remarquiez vous-même de l'affaiblissement, il faudrait vous hâter; au surplus, ce sera quand vous voudrez. »

Le P. de Ravignan venait d'écrire à une très-pieuse personne, bien connue de lui, et en finissant, il lui recommandait de demander pour lui la grâce de mourir le 19 ou le 25 mars. Elle me répondit : « Je ne cesse pas de demander à Dieu que le sacrifice soit retardé jusqu'à l'un des jours demandé par mon Père, mais c'est plus pour satisfaire à son dernier vœu, que dans la conviction d'être exaucée. Chaque fois que je prie pour cela, une voix intérieure me répond qu'il célébrera ces jours de fête au ciel. »

Je connaissais assez la trempe d'âme du P. de Ravignan, son humilité et sa force, pour lui donner communication de cette réponse.

A cette nouvelle, le malade parut se troubler d'étonnement et de joie : toute sa figure se contracta, il se mit presque à pleurer en s'écriant : « Ah ! mon Dieu, mon Dieu ! quelle indignité ! Quoi ! un pécheur comme moi ! Mais je ne mérite que des châtiments, et je ne dois que souffrir. Mais je n'ai rien fait ; et mes vices, et mes péchés, et mon orgueil ? Ah ! pauvre enfant ! elle a été ma victime. C'est elle qui a souffert, qui a expié et mérité pour moi ! »

« Mon bon Père, puisque le bon Dieu vous rappelle, vous demanderez pour moi les deux seules choses que je désire en ce monde : l'amour des Exercices de saint Ignace et la persévérance dans ma vocation. » Il répondit : « Vous les aurez, vous les aurez. Ah ! oui, oui, l'amour des saints Exercices : tout est là pour nous. Mais aussi, mon Père, la conservation des règles. J'ai l'intime conviction que, dans ces derniers temps, c'est le premier devoir des supérieurs, parce que c'est le premier besoin des inférieurs.

« J'ai obtenu du R. P. Provincial, ajouta-t-il, la permission de vous laisser tous mes papiers. Après cela, grâce à Dieu, je n'ai plus rien en ce monde. Je demande seulement qu'on me pardonne et qu'on prie pour moi. »

Dès que la nouvelle du danger imminent se fut répandue dans Paris, on ne cessa plus d'envoyer de tous les côtés pour ce vénéré malade les commissions les plus touchantes : on voulait avoir un dernier conseil, une dernière bénédiction de son cœur, un seul mot de sa bouche qui servît de testament spirituel ; on lui recommandait les intentions les plus chères, des réconciliations, des conversions ; on lui présentait de pieux objets à bénir, des croix, des chapelets, des images, pour les conserver comme des reliques. Je me suis acquitté de ces pieuses commissions d'une reconnaissance filiale, et le bon Père écoutait tout, répondait à tout, bénissait tout avec une simplicité pleine de dignité et de charme. Au commencement de son agonie, il bénissait encore et baisait ensuite un crucifix que je lui présentais, et me demandait : « Pourquoi donc ? »

Jusqu'au 10 février, il avait encore l'habitude de se lever tous les jours et de rester cinq heures dans un fauteuil auprès du feu. Mais à dater de ce jour, il se sentit trop faible ; d'être assis ne le délassait plus d'avoir été couché, c'était pour lui une plus grande fatigue. « Ah ! voici la dernière attitude qui me convienne, dit-il ; je ne bougerai plus de mon lit. »

Le samedi 13 février, il fit un dernier effort pour écrire sur son lit une petite lettre à la supérieure du noviciat du Sacré-Cœur à Conflans. L'excellent Père aimait cette famille en Notre-Seigneur. Dans ces dernières années, c'était pour lui sa plus douce récréation, au milieu des embarras incessants de Paris, d'aller quelquefois à Conflans ; là il respirait auprès du Sacré-Cœur, là son travail même était un repos, il exhortait, il confessait, il dirigeait, le reste du temps il priait. J'ai conservé une copie de cette petite lettre, écrite encore d'une main ferme au commencement, tremblante à la fin :

« Ma bien digne Mère,

« P. C.

« Je profite du moment où je puis encore recueillir

assez de forces pour écrire quelques mots : bientôt je ne le pourrai plus.

« J'emporte un *heureux* souvenir de votre chère famille de Conflans et de sa mère.

« Vivez, mes sœurs, de l'esprit de foi.

« Faites la guerre aux impressions de la nature.

« Ayez toujours un grand courage pour compter sur la miséricorde infinie, oui, infinie de Notre-Seigneur.

« Je suis calme et joyeux depuis que j'ai des assurances certaines de ma fin : pourvu qu'elle ne tarde pas à venir !

« Au ciel, si Dieu daigne m'y appeler, je ne vous oublierai pas. — La fièvre me consume.

« Adieu, adieu, je vous bénis dans l'éternité.

« Priez pour moi.

« Samedi, 13 fevrier. »

Je lui lisais une lettre bien tendre dans laquelle un de ses neveux le pressait d'aller se refaire dans le Midi : « Excellent cœur ! dit le P. de Ravignan ; mais aller dans le Midi, ah ! j'ai bien un autre voyage à faire, un bien meilleur voyage. Pourtant j'avais demandé à mourir le 19 mars. Je crois que c'est trop d'empressement de ma part. Je dois me posséder et modérer mon désir »

Je lui rendais compte d'un grandscandale qu'un

évèque venait de m'annoncer : le pauvre Père, avec une expression de douleur profonde, les yeux levés, s'écrie : « Mon Dieu ! mon Dieu ! ah ! sainte Église, sainte Église, vraie épouse de Jésus-Christ crucifié ! »

Le P. de Ravignan était si élevé par l'esprit au-dessus de la chair, par l'humilité au-dessus de lui-même, et par la patience au-dessus de la douleur ! Il parlait avec un incroyable dédain de ce corps qu'il voyait peu à peu dépérir : « C'est un sac de fumier, » disait-il.

Il me disait encore en riant de lui-même : « En vérité, je voudrais mourir sur un fumier. Cette fin serait noble et bien digne de moi. » Quand on lui parlait de sa toux suffocante et continue, si pénible pendant ces longues nuits sans sommeil : « Bah ! disait-il, qu'est-ce que cela ? Mais cela passe comme tout le reste ; le temps va toujours son train, et c'est autant de gagné. »

Le 14 février, il me fit appeler de grand matin, et me dit : « Je viens de passer une nuit plus laborieuse que jamais; à ce sujet, j'ai une pensée à vous communiquer, mais ne me répondez pas immédiatement ; je vous la soumets, vous l'examinerez, vous prierez avant de me répondre.

« Je me suis demandé si ce serait aller contre les desseins de Dieu Notre Seigneur, qui exige de moi une expiation, hélas ! si juste, pour mes péchés, de me procurer désormais un petit allégement pendant la nuit; ne devrais-je pas plutôt souffrir tout seul et sans aucune consolation ? Cependant, d'après la règle, je dois vous consulter, et ce sera à vous de décider. Eh bien, je serais un peu soulagé, si désormais on m'assistait durant la nuit, au moins une nuit sur deux. D'heure en heure on me lirait, pendant un quart d'heure, quelques versets de l'Évangile ou de l'Imitation, ou quelques passages d'une vie de Saint. » J'allais répondre. « Ne me répondez pas encore, me dit-il, pensez-y d'abord devant Dieu ; car si je sens que Notre Seigneur me reproche cet adoucissement, je le refuserai aussitôt. »

Je revins à lui peu de temps après, en sortant de la chapelle, et je lui dis que la question était résolue ; il avait fait son devoir selon la règle en proposant ce qui pouvait le soulager, et moi je faisais le mien en le lui procurant. « Ainsi, désormais, toutes les nuits, deux de nos Pères et Frères seront désignés pour être avec vous, l'un jusqu'à minuit, l'autre jusqu'au matin. Tous sont si désireux de vous voir ; ils en ont été privés depuis le commencement de votre maladie ; eh bien, ils seront dédommagés à la fin. » Dans le fait, dès que cette nouvelle eut été transmise à la communauté, il y eut un empressement facile à comprendre : on sollicitait son tour comme une faveur ; le cher malade en fut touché, et il disait quelquefois :

« Que nos Pères sont donc bons! que je suis reconnaissant de leur charité! »

Le P. de Ravignan, qui aimait en tout l'exactitude et la fermeté, voulut lui-même indiquer le petit programme à suivre dans ces veillées, et je l'écrivis mot à mot tandis qu'il le dictait.

On lui lut d'abord la vie du P. de Beauveau, puis celle du cardinal Bellarmin. Dans la nuit qu'il n'acheva pas sur la terre, on en était précisément au récit de l'admirable mort de ce dernier. Le malade écoutait avec intérêt et édification, et il me disait ensuite : « Mon Dieu, que sommes-nous donc auprès de ces grands hommes? »

Le 14 février, il me dit de lui-même : « Quant aux derniers Sacrements, l'heure est venue, ce me semble; mais il faut faire une chose si grave à loisir et avec tout le sérieux qu'elle demande. Je vais prendre toute cette journée pour m'y préparer. Je ne communierai pas demain matin à la messe, afin de recevoir à la fois dans la journée le saint viatique et l'extrême-onction. Je sais qu'à la rigueur je pourrais communier deux fois, mais il est plus convenable et plus conforme à l'esprit de l'Église de ne le faire qu'une seule fois, quand on n'est pas *in articulo mortis*.

« Toute la communauté sera présente selon notre usage, et désormais je pourrai au besoin communier en viatique de temps en temps.

« Je me suis interrogé si je devais faire une confession générale; mais j'avoue que je ne me sens pas porté à la faire; je me contenterai d'un aveu. D'abord, vous savez tout le reste, je vous ai tout dit. Quant au regret, je puis dire que je l'ai. Ah! je suis confus, humilié de penser que Dieu m'a pardonné, je ne le comprends pas, non; et encore qu'il m'ait lavé de mes iniquités par les expiations des autres. C'est un mystère pour moi.

« Ah! mon Père, j'ai le désir de mourir; trop, peut-être. Cependant Dieu m'est témoin que ce n'est pas pour ne plus souffrir sur la terre, mais seulement pour le voir dans le ciel. »

Vers le soir du même jour, à cinq heures et demie, il me fait sa confession dans la forme convenue le matin; avec quelle humilité, quelle contrition, quelle confiance! A sept heures et demie, il voulut y ajouter encore, et obtenir une nouvelle absolution.

Comme ensuite je lui demandai pardon de lui avoir été toujours inutile et ingrat : « Ne me dites pas cela, ne me dites pas cela; vous me faites mal, vous me faites trop de mal. C'est moi qui ai été un indigne. »

Le 15 au matin, il me dit : « Je suis bien tranquille et bien content. » A huit heures, au son de la cloche, la communauté s'assemble à la chapelle et accompagne le Saint-Sacrement dans la chambre du malade. Après avoir reçu le saint viatique et avant la cérémonie de l'extrême-onction, le P. de Ravignan m'appela et me pria de demander pardon en son nom à tous nos Pères et Frères. « Assurément nos Pères et nos Frères vous pardonneraient de tout leur cœur, s'ils avaient quelque chose à pardonner : mais je vous assure qu'ils n'ont rien.

« Allons, mon bien-aimé Père, voici pour vous le dernier avénement de Notre-Seigneur. Selon sa promesse, il vient à vous, et cette fois c'est pour vous prendre avec lui : *Iterum venio et accipiam vos ad meipsum.* Ah! vous pouvez bien lui dire avec les disciples : Demeurez avec nous, Seigneur, parce que le soir est venu, et le jour est à son déclin. Ou plutôt c'est l'aurore qui se lève, et c'est vous qui demeurerez avec lui.

« Ah! mon bien-aimé Père, au nom de la sainte Église et de la Compagnie, notre seconde mère, nous vous apportons ces derniers Sacrements, que l'Institut a si bien nommés les armes spirituelles préparées par la libéralité divine pour le passage de la vie temporelle à la vie éternelle.

« Allons, courage et confiance. Souvenez-vous, à cette heure, de la grande exhortation de notre P. saint Ignace à ses fils malades et mourants : que dans notre mort encore plus que dans notre vie, Dieu, notre Créateur et Seigneur, soit glorifié par la soumission à son bon plaisir, et le prochain édifié par l'exemple de la patience, avec la foi vive, l'espérance et l'amour de ces biens éternels que Notre-Seigneur nous a mérités par les incomparables labeurs de sa vie et de sa mort.

« La Compagnie de Jésus dans le ciel, saint Ignace et saint François-Xavier, Joseph et Marie, vous contemplent, vous protégent et vous bénissent. La Compagnie de Jésus sur la terre, tous vos Frères vous entourent de leurs regrets et de leurs prières jusqu'à ce que Notre-Seigneur daigne recevoir votre âme affranchie de votre corps. »

Leurs Majestés l'Empereur et l'Impératrice daignaient envoyer demander chaque jour le bulletin écrit et signé par le P. Supérieur. S. Em. Mgr. l'Archevêque de Paris voulut bien ajouter à toutes ses bontés celle de visiter plusieurs fois le vénéré malade. S. Exc. Mgr. le Nonce apostolique vint aussi bénir le soldat de l'Église qui allait consommer sa course. Le P. de Ravignan recevait ces hauts témoignages avec une humilité égale à sa reconnaissance; il ne se souvenait que des bienfaits, jamais des honneurs.

Le 18, je lui disais : « Mon bon Père, vous baissez. — Ah! je le sens bien! mourir! oh! quelle joie! quel bonheur! »

Comme j'allais ce jour-là à la réunion ordinaire des Enfants de Marie qu'il avait tant de fois présidée et où il ne sera jamais remplacé ; selon l'usage de sa douce charité : « Pauvre Père ! me dit-il, c'est toujours moi qui vous charge, à la mort comme dans la vie. Ne vous fatiguez pas. » Je lui demandai le sujet de mon exhortation : il me répondit : « Parlez-leur de l'esprit de pénitence. Oui, oui, qu'elles méprisent la vanité du monde et qu'elles pensent à l'Éternité. »

Le 19, comme l'excellent docteur lui disait, ce qu'il désirait sans doute plus qu'il ne l'espérait, que tout espoir de guérison n'était pas encore perdu, qu'il avait vu des malades revenir de plus loin, que si on pouvait seulement gagner du temps, la nature, par le seul fait, finirait par reprendre le dessus : « Oh ! j'espère bien que non, répondit le P. de Ravignan. Voyez-vous, ce n'est pas seulement un organe qui est atteint, c'est le principe même de la vie qui est blessé. » Il me dit après : « Ces paroles du médecin me troublent un moment, mais à la surface seulement, car, dès que je me recueille, je retrouve au fond de mon cœur la voix de mon bon Père, la réponse de mort avec une joie du ciel. Saint Ignace ne veut pas que je doute, et m'en fait un reproche.

La nuit du 19 au 20 fut très douloureuse ; il me dit dès le matin : « Ah ! Dieu soit béni ! je craignais de ne point souffrir. »

Ensuite il me consulta sur son état intérieur pour bien s'assurer contre toute illusion. Sauf des actes positifs de contrition de temps en temps, c'est un état habituel d'union à Dieu, de présence presque sensible de saint Ignace; dès que je l'appelle : Mon Père, mon Père! il est là. Ajoutez-y le désir permanent de mourir pour voir Dieu Notre-Seigneur, non pas à cause de moi, mais purement à cause de lui. Cependant, quoique je ne puisse pas être indifférent entre la vie et la mort, cela est au-dessus de mes forces, je sens que je serais résigné, si Dieu le voulait, à vivre encore. Mais j'avoue que ce dernier sentiment est plus pour la théorie que pour la pratique. Il me semble, d'après la doctrine des Exercices, qui est tout pour nous, reconnaître en tout cela les signes du bon Esprit. Du reste, je le sens, c'est Dieu, Dieu tout seul qui opère en moi, je ne fais rien, je ne suis que passif. Je dois tout, après sa bonté, aux prières qu'on fait pour moi. Je ne comprends rien, rien aux bontés de Dieu : c'est un abîme. »

Il me disait quelquefois : « Pauvres gens du monde! qu'ils sont à plaindre! qu'il faut être compatissant pour les âmes! quelle grâce que notre vocation !

Dans ces derniers jours, il fut permis à un très-petit nombre d'amis de le voir un instant. Comme il aimait, mais comme il était aimé! Le bon Père inspirait à tous ceux qui avaient le bonheur de le connaître, un sentiment où la tendresse le disputait à la vénération. On tombait à genoux auprès de son lit, on couvrait ses mains de baisers et de larmes, on le remerciait, on se recommandait pour l'avenir. Pour lui, il accueillait ces derniers témoignages de reconnaissance avec une émotion contenue, avec une sérénité charmante. Et toujours apôtre jusqu'à la fin, à chacun il faisait une exhortation, donnait des conseils, exigeait des promesses; il prêchait encore sur sa couche d'agonie. Bientôt, nous le savons, il convertira sur son lit de mort.

Le 21 février, après une nuit, la plus critique de toutes et qui devait être bientôt fatale, il me dit le matin : « Ah! mon bon Père, voici une nuit d'expiation. Je reconnais le dessein de Dieu qui répond enfin au besoin que je sens de souffrir, en punition de mes péchés. J'ai passé pendant une heure et demie par les douleurs les plus aiguës de l'agonie. J'ai été au moment de vous faire appeler, car j'ai cru que je ne devais pas survivre. J'en avais presque le délire; du moins toute la partie inférieure était livrée, mais la partie supérieure restait calme, soumise et unie à Dieu. C'est bien, tout est bien. »

Dans le fait, une complication venait de se déclarer, qui allait accélérer le cours des choses et précipiter cette longue maladie. Cette crise était le début et le premier symptôme d'une inflammation d'entrailles : aux langueurs allaient donc s'ajouter les douleurs. A dater de cette nuit, la souffrance aiguë fut permanente, l'estomac se refusa à toute nourriture : il n'accepta plus qu'un peu d'eau rougie ; la faiblesse devint excessive, tout mouvement dans le lit fut impossible; la figure, jusque-là naturelle, commença à se défaire : les mains étaient froides, et le malade souvent inondé d'une sueur glacée.

Comme on se préoccupait beaucoup de ce nouvel incident, lui, avec son calme ordinaire, se contenta de me dire : « Bah ! c'est une faiblesse d'esprit de s'inquiéter si facilement. »

Le P. de Ravignan, assuré de mourir, ne savait pourtant ni le jour ni l'heure ; ainsi il me dit : «Nous ferons la grande neuvaine de saint François-Xavier, au commencement du mois de mars, du 3 au 12, et comme c'est précisément le 3 décembre, fête de saint François-Xavier, que je suis tombé malade, nous la ferons en action de grâces. »

Plus il avançait, plus il avait besoin de solitude, c'était son élément : il se recueillait en Dieu, et se reposait d'avance, au soir de sa vie laborieuse, sur le sein paternel. Pourtant il était toujours gracieux et aimable quand on l'approchait : à la fin de chaque visite du bon docteur, matin et soir, il lui tendait la main d'un air charmant : « Que vous êtes bon !..» Il remerciait de tous les petits services qu'on lui rendait : « Oh ! merci, merci !... Pardon ! mille fois pardon ! »

Je le priais de me dire quand il était fatigué de mes fréquentes visites et de mes longues séances : « Mais vous, vous ne me fatiguez jamais. Tout est relatif en ce monde. »

Il avait, dans sa foi, tant de respect et tant d'amour pour l'autorité ! Que de fois il a demandé au R. P. Provincial de le bénir, avec la simplicité d'un novice ! Alors il faisait effort pour se soulever, et il inclinait humblement son front, qu'il savait si bien porter haut.

Une fois, le R. P. Provincial crut devoir exiger de lui une condescendance qu'il savait lui être pénible. « M. R. P., ce n'est pas comme Frère que je vous demande ce sacrifice, mais comme Supérieur. » Aussitôt, le malade répondit d'un air souriant : « Tout ce que vous voudrez, M. R. P., tout ce que vous voudrez ! »

Une autre fois, le même Supérieur lui demanda de recevoir un instant un personnage fort honorable. Le P. de Ravignan fit tout d'abord un geste négatif, mais le R. P. Provincial ayant insisté : « La charité me paraît le demander. » A l'instant, la physionomie du malade s'épanouit ; il accueillit l'étranger avec une grâce charmante, et celui-ci se retira en s'écriant : « Quel homme ! il prêche encore par sa sérénité, jusque dans les bras de la mort. »

Le R. P. Provincial lui proposait encore de réciter

auprès de lui quelques Psaumes à haute voix; mais peut-être préférez-vous rester uni à Dieu dans le silence? « Oui, le silence, le silence. — Eh bien, mon bon Père, unissez-vous à l'agonie de N.-S., car vous êtes aussi dans les angoisses. — Oui, je suis dans l'angoisse, mais dans la paix aussi. »

Le 24, il me dit : « J'approche enfin. Le jour va venir plus tôt que je n'avais espéré. Je me trouve en ce moment un peu froid et indifférent, mais au fond confiant et paisible.

« Ah ! comment après les iniquités de ma vie osé-je espérer? Mais la miséricorde de Dieu est immense, je devrais être au-dessous du dernier des réprouvés, et je puis espérer le ciel : et je vais mourir dans la Compagnie : quelle grâce ! quel bonheur ! Ah ! mon Père, priez Notre-Seigneur qu'il me pardonne. »

Je lui dis encore : « Quand vous serez au ciel, vous m'obtiendrez les deux grâces que je désire. » Il répondit encore une fois : « Vous les aurez, vous les aurez. »

« Ah ! pour moi, je ne regrette rien en ce monde où je ne faisais aucun bien, mais rien que du mal. »

Le 25, il me dit dès le matin : « Je commence à sentir que ma tête se fatigue. Il faut donc nous hâter et profiter de la permission donnée par Monseigneur pour avancer l'époque du Jubilé. Je pense le gagner mercredi prochain, 3 mars ; je passerai les deux jours qui précèdent en retraite, je ne recevrai personne, excepté mon Frère, vous et l'infirmier. Imposez-moi vous-même les conditions du Jubilé que je puisse remplir ; mais vous savez que j'aime les choses précises : que ces conditions soient bien nettement posées. »

Quelques instants après, je revins avec les conditions écrites, et j'en donnai lecture au cher malade. A la place des stations, il devait baiser le crucifix ; à la place de l'aumône, faire un acte de charité ; à la place du jeûne, faire le sacrifice de sa vie.

« Très-bien, très-bien, me dit-il. » Il ajouta les yeux au ciel : « Enfin, le mois de mars est venu. J'aurai alors fini ma tâche. »

Je reçus bien à propos une lettre du Révérend Père Assistant de France, à Rome. Il écrivait le 19 février : « Vous vous imaginez facilement l'impression qu'a faite sur notre Très-Révérend Père Général et sur nous tous votre dernière lettre. Je comprends dans le bon et vénéré Père le désir de mourir et de quitter cette terre où il a tant travaillé et tant souffert ; mais, de son côté, il doit comprendre les regrets de ses Frères, regrets inspirés par la charité qui nous unit à lui, inspirés aussi par l'amour de la Compagnie menacée de perdre sur la terre un de ses membres les plus utiles. Dites donc au bon Père de Ravignan que notre Très-Révérend Père Général lui envoie sa bénédiction dans toute la plénitude de son cœur; que tous nos Pères prient pour lui et se rappellent à son souvenir. »

Le Très-Révérend Père Général m'écrivait de son côté : « Le révérend Père Assistant m'a communiqué les nouvelles que vous lui avez données sur l'état de maladie de notre bon Père de Ravignan. Ces nouvelles m'ont singulièrement affecté ; je croyais que notre cher malade se remettait peu à peu, et que le danger était passé; et votre lettre nous fait craindre que nous ne le possédions plus longtemps sur la terre. Cette nouvelle m'afflige beaucoup, *secundum hominem,* mais la volonté de Dieu avant tout; et la disposition d'âme dans laquelle se trouve notre cher malade me console et me remplit de joie. J'ai dit la messe aujourd'hui pour notre cher Père, et chaque jour je le recommande à Dieu : *Si possibile est, transeat calix iste, verum tamen non mea voluntas fiat...* Veuillez dire au cher malade que je lui envoie ma bénédiction, et que je prie toujours pour lui; si le bon Dieu l'appelle, qu'il se souvienne de nous, et que surtout il nous obtienne la grâce que nous soyons *tous* fidèles à nos règles et constitutions : *Nulla nobis nocebit adversitas, si nulla nobis dominetur iniquitas.* »

Le Père de Ravignan reçut dans la joie la bénédiction donnée dans la tristesse.

Le 25 février, qui devait être le dernier jour, ressembla aux jours qui avaient précédé. Le médecin, qui le visita à l'ordinaire le matin et le soir, ne constata qu'une augmentation de faiblesse et la continuation des mêmes symptômes. Il me dit seulement que, dans cet état de choses, la moindre crise serait sans doute fatale, et qu'il serait prudent de se tenir prêt à tout. Je remarquai dans le malade un signe qui me donna bien à penser : ses yeux éteints parurent se rallumer ; ils étaient ardents et profonds, et son teint enflammé. De plus, malgré le calme persévérant de son âme, il y avait je ne sais quelle inquiétude dans ses mains qui allaient et venaient, soulevaient un moment la couverture et la ramenaient sur la poitrine ; souvent il enlaçait ses doigts dans le cordon de la sonnette. Sauf ces particularités, qui étaient trop significatives, la journée se passa selon l'usage. Plusieurs fois le jour, je lui lisais un verset de l'*Imitation*, à l'ouverture du livre, et la Providence nous faisait toujours rencontrer d'admirables à propos. Le soir, je disais mon bréviaire près de lui, récitant à haute voix quelques passages auxquels il unissait sa prière.

A 6 heures du soir, je cédai la place au bon Frère infirmier, qui venait tous les jours à pareille heure faire la lecture de piété, et je rentrai dans ma chambre. Après quelques instants, le Frère accourt et me prévient qu'une crise douloureuse s'est déclarée. J'arrive ; le pauvre Père était haletant et défaillant dans la douleur : « Vous souffrez beaucoup ? — Oui, beaucoup. » Je lui propose de lui donner l'absolution : « Volontiers. » Et il fait son acte de contrition avec une expression indicible ; je lui parle du jubilé : « Pas encore, dit-il, nous aurons le temps. » Pendant une demi-heure que dura cette crise, pas une plainte, pas un soupir. Souvent il baisait son crucifix avec amour. Nous lui faisions respirer de l'eau de Cologne, de l'éther pour le raviver. La douleur se calma, et la vie revint encore. L'heure de la collation ayant sonné, il voulut que j'y allasse, laissant le Frère infirmier près de lui ; il demanda lui-même un peu d'eau rougie. Je revins après cinq minutes, et le R. P. Provincial, que j'avais prévenu, arriva lui-même : alors nous commençâmes une de ces conversations pieuses qu'il aimait à entendre. Mais les conditions étaient changées ; il me dit bientôt : « Je suis fatigué. » Le R. P. Provincial se retira, et je restai seul sans rien dire.

Je remarquai alors les signes avant-coureurs, les mains inquiètes et froides, la respiration faible, courte et précipitée ; à chaque instant, le pauvre Père essuyait la sueur qui ruisselait sur sa figure.

A neuf heures, quand on donna le signal du coucher, je voulais rester, mais comme j'avais veillé la nuit précédente, il ne voulut jamais me le permettre : « Non, non, vous me faites de la peine. » Je me retirai en recommandant bien de m'avertir au premier instant. La première partie de la nuit se passa sans accident ; toutes les demi-heures on lui lisait les détails de la mort de Bellarmin ; à minuit, il remercia deux fois celui qui l'avait assisté, et lui dit d'aller se reposer, et, après l'avoir embrassé, il le bénit en souriant. Le Frère infirmier arriva : le malade lui demanda encore à boire, car il était dévoré par la fièvre, comptant communier le lendemain en viatique. Le malaise allait croissant : le malade voulut changer de position, demanda deux cuvettes d'eau fraîche pour y plonger ses mains ; puis, un instant après : « Ah ! rien ne me soulage. Patience ! » Le Frère lui dit alors qu'il allait m'appeler : « Non, non, laissez-le donc tranquille. » Il vint, toutefois, selon ma recommandation ; il était une heure après minuit. Je trouvai le bon Père dans l'agonie : la poitrine était remplie, et une faible et bruyante respiration s'en échappait à peine. Il étouffait ; il était noyé dans une sueur froide, et ses pauvres mains étaient glacées.

« Mon bien-aimé Père, me reconnaissez-vous bien ? lui dis-je en arrivant. — Ah ! si je vous reconnais ! — Vous allez donc mourir ? — Mais je n'ai point encore assez souffert. — Pardon ! c'est la fin. — Ah ! tant mieux ; j'en suis bien content. — Voulez-vous gagner le jubilé avant de mourir ? — Volontiers. —

Eh bien, baisez le crucifix. » Je lui fis baiser un crucifix vénéré, que lui-même m'avait apporté de Rome, et sur lequel deux de nos Pères les plus saints avaient rendu leur âme. « Faites un acte de charité; enfin, offrez à Dieu Notre-Seigneur le sacrifice de votre vie. — De tout mon cœur. — Maintenant demandez pardon à Dieu de toutes les fautes de votre vie. » Il joignit ses mains, leva les yeux au ciel et dit à haute voix : « Mon Dieu, pardonnez-moi toutes les iniquités de ma vie. Mon Père, priez Dieu qu'il me pardonne ! » Pendant ce temps-là il recevait la dernière absolution.

Il me dit alors : « Vous demanderez pardon pour moi au R. P. Provincial. » Il était si bien présent à tout et si délicat, qu'il se reprochait le souvenir de cette parole dite la veille au soir : « Je suis fatigué. — Mon bon Père, vous n'oublierez pas toutes nos commissions pour le ciel : — Non, non. » Et le Frère infirmier : « Vous prierez aussi pour moi. — Pauvre bon Frère ! pauvre bon Frère ! Il a été si soigneux et si dévoué pendant toute ma maladie ! Oui, je prierai pour vous. »

J'allai prendre de l'eau bénite et lui en fis un petit signe de croix sur le front ; mais lui aussitôt fit encore un de ces grands signes de croix comme s'il était en chaire.

Comme je vis qu'il allait passer, j'envoyai le Frère

avertir le R. P. Provincial. A peine celui-ci ouvrait-il la porte, que le mourant lui dit encore : « Mon R. P., je vous demande pardon. » Comme je voulais le rassurer en lui disant que la veille il était entré dans nos intentions d'interrompre notre visite à cause de sa fatigue, il ne dit rien, mais il fit un geste de la main, si expressif, qu'il était impossible de s'y méprendre : « Laissez-moi faire, je sais bien ce que je dis. »

Le R. P. Provincial lui dit : « Voulez-vous que nous récitions ensemble les prières des agonisants ?» « Oui, oui, bien volontiers. » Pendant que nous récitions ces prières à haute voix, il s'unissait visiblement à nous.

A la fin, il n'avait plus qu'un souffle de vie : j'élevai devant ses yeux le crucifix en prononçant le saint nom de Jésus ; il y fixa ses derniers regards, et après trois longs soupirs, au nom de Jésus, il expira dans le Sacré Cœur.



Vendredi, 26 février, à une heure et demie du matin, fête de la Lance et des Clous de Notre-Seigneur.

A. DE PONLEVOY, S. J

www.ingramcontent.com/pod-product-compliance
Ingram Content Group UK Ltd.
Pitfield, Milton Keynes, MK11 3LW, UK
UKHW020220200726
13856UKWH00004B/1519

9 782011 771261